# 41 ricette naturali contro il cancro al polmone:

Cibi per la lotta contro il cancro che ti aiuteranno a stimolare il sistema immunitario

Di

Joe Correa CSN

## COPYRIGHT

© 2018 Live Stronger Faster Inc.

Tutti i diritti riservati

La riproduzione o la traduzione di qualsiasi parte di questo lavoro al di là di quanto consentito dalla sezione 107 o 108 della legge sui diritti d'autore del 1976 senza l'autorizzazione del titolare del copyright è illegale.

Questa pubblicazione è stata progettata per fornire informazioni accurate e autorevoli riguardo all'argomento trattato. Viene venduto con la consapevolezza che né l'autore né l'editore forniscono consulenza medica. Se è necessaria una consulenza medica o assistenza, consultare un medico. Questo libro è da considerarsi una guida e non deve essere utilizzato in alcun modo che sia dannoso per la salute. Consultare un medico prima di iniziare questo piano nutrizionale per assicurarvi che sia giusto per voi.

## RINGRAZIAMENTI

Questo libro è dedicato ai miei amici e ai miei familiari che hanno avuto malattie lievi o gravi, e potrà esservi di supporto affinché possiate trovare una soluzione e apportare i cambiamenti necessari nella vostra vita.

# 41 ricette naturali contro il cancro al polmone:

## Cibi per la lotta contro il cancro che ti aiuteranno a stimolare il sistema immunitario

Di

Joe Correa CSN

# INDICE

Copyright

Ringraziamenti

Informazioni sull'autore

Introduzione

41 ricette naturali contro il cancro al polmone: Cibi per la lotta contro il cancro che ti aiuteranno a stimolare il sistema immunitario

Altri titoli di questo autore

## INFORMAZIONI SULL'AUTORE

Dopo anni di ricerca, credo onestamente negli effetti positivi che una corretta alimentazione può avere sul corpo e sulla mente. La mia conoscenza ed esperienza mi ha aiutato a vivere in maniera più sano nel corso degli anni e l'ho condivisa con familiari e amici. Più si mangia e si beve in maniera sana tanto più velocemente cambierà la vita e le abitudini alimentari.

La nutrizione è un tassello chiave nel processo di una vita più lunga e più sana, dunque perché non iniziare oggi? Il primo passo è il più importante e il più significativo.

## INTRODUZIONE

41 ricette naturali contro il cancro al polmone: Cibi per la lotta contro il cancro che ti aiuteranno a stimolare il sistema immunitario

Di Joe Correa CSN

Per evitare il cancro ai polmoni, una buona alimentazione è un fattore chiave e alimenti come i cavoli verdi, i broccoli, il succo d'arancia e i frutti di mare (specialmente il merluzzo) sono gli ingredienti fondamentali. Questi alimenti, in particolare, vi aiuteranno a fornire i nutrienti e i minerali necessari per prevenire il cancro ai polmoni.

Le foglie verdi del cavolo sono piene di composti contenenti zolfo che supportano la disintossicazione.

I broccoli. Il broccolo è l'unico vegetale con una notevole quantità di solforano, un composto potente che aumenta gli enzimi protettivi del corpo e svuota le sostanze chimiche cancerogene.

Alcuni ricercatori dicono che le arance sono un pacchetto completo di ogni inibitore anticancro naturale conosciuto fino ad ora. l'acido nelle arance può stimolare il nostro sistema enzimatico di disintossicazione antiossidante, che aiuta a prevenire e fermare il cancro.

Mentre spesso pensiamo che il latte abbia vitamina D, ne possiamo anche trovare quantità elevate di gamberetti, salmone e merluzzo. Un'altra buona fonte di vitamina D sono le uova.

L'olio di fegato di merluzzo è noto per essere ricco di vitamina D, è un composto nutrizionale che è importante nel rallentare la crescita dei tumori e sostiene il sistema immunitario. È anche ricco di acidi grassi omega-3 a catena lunga che si trovano comunemente nei pesci grassi. I grassi Omega-3 sono grassi sani che hanno anche proprietà protettive contro il cancro.

# 41 ricette naturali contro il cancro al polmone: Cibi per la lotta contro il cancro che ti aiuteranno a stimolare il sistema immunitario

1. Sorpresa ai cavoli verdi

**Ingredienti:**

Olio extra vergine di oliva

450gr di cavoli verdi

2 spicchi d'aglio

¼ cucchiaino di fiocchi di peperoncino rosso

Un pizzico di sale

**Procedimento:**

Far bollire i cavoli in una pentola di acqua salata per 5 minuti, quindi scolare.

Scaldare l'olio d'oliva e l'aglio in una padella. Quando l'aglio inizia a cuocere aggiungere il cavolo, i fiocchi di sale e di pepe. Saltare fino a ricoprire bene e fino a quando le verdure cominciano a friggere nell'olio. Servire caldo o freddo.

## 2. Super Green Eggs

**Ingredienti:**

6 uova

½ tazza di latte

¼ di tazza di panna acida

Olio extra vergine di oliva

1 cipolla piccola

¼ tazza di formaggio a scelta

450gr di cavolo nero

¼ cucchiaini di fiocchi di pepe rosso

Un pizzico di sale

**Procedimento:**

Sbattere le uova, sale e pepe, latte e panna acida in una terrina. Soffriggere le cipolle tritate finemente in una padella con un cucchiaio di olio d'oliva. Aggiungere la miscela di uova e lasciare cuocere lentamente fino a quando le uova sono quasi sode. Aggiungere i cavoli, il formaggio e le scaglie di pepe. Piegare le uova sui cavoli e cuocere fino a quando le verdure sono morbide e le uova sono sode.

## 3. Fagioli e verdure colorate

**Ingredienti:**

1 lattina di fagioli precotti

450gr di cavolo nero

1 tazza di brodo di pollo

Un pizzico sale e pepe

1 cucchiaio di peperoncino in scaglie

1 cucchiaio di olio d'oliva

1 spicchio d'aglio

1 cucchiaino di peperoncino in polvere

**Procedimento:**

Far bollire una pentola di acqua salata e aggiungere i cavoli verdi, bollire fino a renderli morbidi. Scolare. In una padella soffriggere l'aglio e l'olio. Aggiungere le cipolle e cuocere fino a quando la miscela è pulita.

Aggiungere il brodo di pollo e aggiungere i fagioli borlotti che sono stati sciacquati e scolati. Riscaldare a fondo e aggiungere i cavoli verdi sgocciolati. Aggiungere il peperoncino in polvere, sale pepe e le scaglie di peperoncino. Cuocere fino a quando i broccoli sono morbidi.

Questo piatto è anche buono servito il giorno successivo dopo che i sapori si sono amalgamati.

## 4. Insalata di cavolo nero

**Ingredienti:**

450 gr di cavolo nero

1 insalata mista di verdure

1 pomodoro a dadini

1 peperone rosso tagliato a cubetti

1 cetriolo

1 cipolla rossa

3 cucchiai. Olio aromatizzato alle erbe aromatiche (olio d'oliva infuso con rosmarino e basilico in particolare)

2 cucchiai Aceto di vino rosso

sale e pepe q.b

**Procedimento:**

Unire tutti gli ingredienti in una grande ciotola e mescolare.
Servire freddo.

## 5. Toast verde

**Ingredienti:**

1 pane italiano a forma di pagnotta

1 cucchiaio di olio d'oliva

1 spicchio d'aglio

1 cucchiaino di prezzemolo

1 cucchiaino di basilico

1 cucchiaino di origano

Un pizzico di sale e pepe

1 cucchiaio di cavolo verde cucinato e sgocciolato

450gr di mozzarella a striscioline

**Procedimento:**

Tagliare il pane longitudinalmente. Usando un pestello schiacciare le spezie e l'aglio con l'olio d'oliva fino a formare la pasta. Stendere la pasta sul pane.

Filtrare i verdi di cavolo in le mani e asciugare con un asciugamano. Rimuovere quanta più umidità possibile. Strati il cavolo verde sulla pasta.

Aggiungere la mozzarella e cuocere fino a quando i formaggi non si sciolgono. Servire caldo

## 6. Pasta verde

**Ingredienti:**

3 uova

3 tazze di farina

1 tazza d'acqua

1 cucchiaino di sale

230gr di cavolo riccio cotto e sgocciolato.

**Procedimento:**

Scolare i cavoli verdi dopo l'ebollizione fino a quando è uscita tutta l'acqua.
In un mixer aggiungere uova, acqua e sale. Aggiungere lentamente la farina mescolando lentamente e costantemente. Quando l'impasto è compatto aggiungere il cavolo. Amalgamate il cavolo con l'impasto.
Lasciar riposare l'impasto circa 20 minuti, ricoperto con un panno umido.

Utilizzando una macchina per la pasta, lavorare l'impasto attraverso fino a dargli la forma desiderata. Far asciugare fino a quando è pronto per la cottura.

## 7. Pasta verde con spezia Lemon Pepper

**Ingredienti:**

Pasta verde

3 limoni (uno tagliato a fette sottili, due spremuti)

1 cucchiaino di pepe nero

uno spicchio d'aglio

2 cucchiaini di olio d'oliva

¼ tazza di parmigiano grattugiato

**Procedimento:**

Portare a bollitura una pentola di acqua per la pasta, aggiungere del sale. Per una cottura "al dente" sono necessari circa 6 minuti.
Per preparare la salsa, rosolare l'aglio nell'olio d'oliva. Aggiungere lentamente il succo di due limoni e le fette di un limone. Aggiungere il sale e il pepe nero.
Aggiungere 1 cucchiaio di formaggio grattugiato.

Versare la pasta al dente in una padella e aggiungere un poco di acqua di cottura per ammorbidire la salsa.

Aggiungere dell'altro parmigiano in base al vostro gusto.

## 8. Zuppa Verde

**Ingredienti:**

1 tazza di brodo di pollo

450gr di cavoli verdi

1 tazza di cubetti di pane

340gr di carote a pezzetti

1 cipolla piccola, tritata

1 cucchiaino di aglio tritato

1 cucchiaio di olio d'oliva

¼ di tazza di funghi tagliati a pezzetti

**Procedimento:**

Far bollire i cavoli verdi in una pentola di acqua salata. Scolare.

In una padella aggiungere olio d'oliva, l'aglio e la cipolla macinata e i funghi a pezzetti. Aggiungere le carote e i cavoli verdi.

Aggiungere il brodo e riscaldare bene. Aggiungere i cubetti di pane e servire.

## 9. Petto di pollo alla griglia

**Ingredienti:**

4 petti di pollo senza pelle

230gr di cavolo riccio cotto e sgocciolato

1 spicchio di aglio, tritato

1 cucchiaio di olio d'oliva

2 fette di mozzarella fresca

2 fette di peperone rosso grigliato

1 cucchiaino di peperoncino rosso tritato

Sale quanto basta

**Procedimento:**

Cuocere i petti di pollo. Toglierli dalla griglia.

In un tegame, soffriggete l'aglio intero con l'olio extravergine d'oliva e poi aggiungete i cavoli verdi. Aggiungete il pepe. Togliere dalla padella.

Disporre a strati i cavoli, il peperone rosso e il formaggio. Cuocere finchè il formaggio si scioglie secondo il vostro gusto.

## 10. Riso verde

**Ingredienti:**

2 tazze di riso cotto

450gr di cavoli verdi

1 tazza di brodo di pollo

3 fette di pancetta, macinata

1 lattina di fagioli neri pre cotti

1 piccola cipolla tritata

1 spicchio d'aglio (tritato)

1 cucchiaio di olio d'oliva

Sale e pepe a piacimento

**Procedimento:**

Unire in padella pancetta, olio di oliva, aglio e cipolla. Aggiungere il brodo di pollo.

Condire con sale e pepe e trasferire in una padella più grande. In questa aggiungere il riso e i fagioli precotti.

Cuocere 5 minuti mescolando bene. Aggiungere sale e pepe a piacere e servire.

## 11. Insalata rossa e verde

**Ingredienti:**

1 manciata di cime di broccoli.

1 tazza di pomodori ciliegini

2 tazze di tortellini cotti

1 piccola lattina di olive nere tagliate

1 piccola cipolla rossa

1 cucchiaio di olio d'oliva

1 cucchiaio di aceto di vino rosso

1 cucchiaino di origano

Un pizzico di sale e pepe

**Procedimento:**

Scottare le cime di broccoli, tagliare in due i pomodorini, scolare le olive e tritare la cipolla.

Unire i tortellini e gli altri ingredienti in una grande terrina. Aggiungere l'olio, l'aglio e l'origano. Condire con sale e pepe a piacere. Lasciare raffreddare prima di servire.

## 12. Zuppa di broccoli

**Ingredienti:**

1 tazza di brodo di pollo

1 manciata di cime di broccoli

1 cucchiaino di aglio, tritato

1 tazza di panna intera

½ tazza di formaggio cheddar

1 piccola cipolla tritata

Un pizzico di sale e pepe

**Procedimento:**

In una padella soffriggere cipolla e aglio. Aggiungere le cime di broccoli e continuare a cuocere finchè si ammorbidiscono. Regolare di sale e pepe.

Aggiungere il brodo di pollo e portare ad ebollizione a fuoco lento. Aggiungere la panna e riscaldare la zuppa per 4 minuti. Aggiungere il formaggio cheddar e abbassare il fuoco. Lasciar freddare e servire alla temperatura desiderata.

## 13. Pollo, riso e broccoli

**Ingredienti:**

2 tazze di riso cotto

2 Petti di pollo a pezzetti

1 cucchiaio di olio d'oliva

1 spicchio di aglio, tritato

1 cima di broccolo

1 limone, a fette

Un pizzico di sale e pepe

**Procedimento:**

Pulire le cime di broccoli, macinarle e tagliarle in modo uniforme. Mettere i broccoli e le fette di limone in acqua in una pentola a vapore. Cuocere per 5 minuti o per il tempo necessario a raggiungere la morbidezza desiderata. Soffriggere l'olio di oliva e l'aglio in una padella e aggiungere i pezzetti di pollo. Condire con sale e pepe a piacere. Cuocere per 10 minuti finché il pollo ha preso un bel colore bianco fino al suo interno.

Aggiungere le cime di broccoli e mescolarle ai pezzetti di pollo.

In una terrina larga aggiungere il riso e servire.

## 14. Pollo e broccoli

**Ingredienti:**

4 cosce di pollo

1 cima di broccolo tagliata a mazzetti

2 grandi patate russet, lavate.

Sale quanto basta

6 cipolle chipotle, tritate

1 cucchiaino di olio d'oliva

**Procedimento:**

Far rosolare le cosce per renderle croccanti. Aggiungerle alla teglia con le patate tagliate a fettine e le cipolle chipote macinate. Condire con sale e pepe a piacere. Aggiungere l'olio d'oliva e l'olio rimanente della frittura in padella.

Dopo 30 minuti in forno a 180°, aggiungere i broccoli e mescolare per amalgamare il tutto. Portare a cottura il pollo e cuocere finché le patate sono morbide, quindi servire.

## 15. Tortine di formaggio ai broccoli

**Ingredienti:**

1 testa di broccolo

Parmigiano grattugiato

2 uova

1 cucchiaino di sale

1 tazza di pangrattato aromatizzato

1 cucchiaio di olio d'oliva

**Procedimento:**

Cuocere i broccoli in una pentola a pressione con acqua e limone. Lasciare raffreddare, quindi frullare in un mixer fino a dare la consistenza di pezzetti di pane. Aggiungere uova, formaggio, sale e mescolare di nuovo. Una volta frullato il tutto aggiungere il pangrattato.

Riscaldare l'olio d'oliva in una padella. Con una paletta per i gelati, estrarre una porzione di miscela di pane grattugiato e broccoli e appiattire sulla padella. Friggere su un lato fino a che diventa croccante e poi capovolgere.

Friggere dall'altra parte fino a quando non diventa croccante. Servire con la salsa che preferite.

## 16. Farfalle di pollo ai broccoli

**Ingredienti:**

450gr di pasta farfalle

1 fiore di broccolo

2 tazze di brodo di dado di pollo

2 spicchi d'aglio tritati

2 cucchiai di peperoncino in scaglie

2 cucchiai di olio di oliva

Sale e pepe a piacimento

Formaggio grattugiato

**Procedimento:**

Mentre l'acqua salata della pasta sta bollendo, far rosolare in una padella lo spicchio d'aglio schiacciato in olio d'oliva. Aggiungere il soffritto il broccolo e il pollo cotto a cubetti e far cuocere per 2 minuti, quindi mettere da parte.

Cuocere le farfalle fino a ottenere la consistenza desiderata, quindi scolare. Quindi unire la pasta, i broccoli e il pollo e mescolare. Completare con il formaggio grattugiato e i fiocchi di peperoncino, quindi servire.

## 17. Muffin ai broccoli

**Ingredienti:**

1 testa di broccolo tritata fine

1 cipolla tritata

½ tazza di carote tritate

6 uova

½ tazza di formaggio cheddar tagliato a striscioline

2 tazze di farina

2 cucchiaini di lievito in polvere

1 cucchiaino di zucchero

1 cucchiaino di sale

**Procedimento:**

In una ciotola sbattere le uova. Aggiungere le verdure e mescolare accuratamente. Aggiungere il formaggio cheddar sminuzzato, la farina, il lievito, lo zucchero e il sale e mescolare bene.

Versare nella teglia da muffin.

Cuocete in forno a 180° per 30 minuti.

Lasciare raffreddare e quindi servire.

## 18. Broccoli arrosto

**Ingredienti:**

1 testa di broccolo tagliato a mazzettini

1 limone, spremuto

Un pizzico di sale e pepe

Un pizzico di aglio in polvere

½ cucchiaio di peperoncino in polvere

1 cucchiaio di olio d'oliva

**Procedimento:**

Preriscaldare il forno a 190 °C. In una grande ciotola, versare i broccoli con olio d'oliva, aglio in polvere, sale, pepe e peperoncino in polvere.

Mettere i mazzetti di broccoli in una teglia e arrostire per 5 minuti. Quindi girare e finire la tostatura per altri 3 minuti.

Togliere dal forno e lasciate che si raffreddi. Bagnare con il succo di limone, quindi servire.

## 19. Pollo all'arancia e miele

**Ingredienti:**

2 petti di pollo, tagliato a cubetti e spolverato di farina

1 arancia, spremuta

1 cucchiaio di olio d'oliva

½ tazza di miele

1 cucchiaio di semi di sesamo

2 tazze di riso cotto a scelta

Un pizzico di sale e pepe

**Procedimento::**

Cuocere i cubetti di pollo in olio d'oliva per ottenere un colore marrone scuro. Trasferire in una teglia.

In una piccola ciotola, mescolare il succo d'arancia e il miele. Aggiungere i semi di sesamo e spargerli sui cubetti di pollo.

Cuocere con il coperchio per 20 minuti a 180° o fino a quando il pollo è bianco e cotto al centro. Condire con sale e pepe a piacere.

Servire su un riso cotto a vostra scelta.

## 20. Merluzzo alla Buffalo

**Ingredienti:**

4 filetti di merluzzo ricoperti di farina di mais

¼ tazza di salsa piccante

¼ tazza di olio d'oliva riscaldato

Condire con sale e pepe a piacere

**Procedimento:**

Scaldare l'olio d'oliva e la salsa piccante insieme in una casseruola.

Immergere i filetti di merluzzo rivestiti nella miscela e posizionarli su una teglia da forno.

Spennellare la miscela rimanente per ricoprire completamente i filetti.

Cuocere con coperchio per 10 minuti a 180°. Servire con contorni a scelta, come dei bastoncini di sedano e carota con salsa al gorgonzola.

## 21. Insalata di zucca e barbabietola

**Ingredienti:**

1 tazza di zucca butternut arrostita

1 tazza di barbabietola arrostita

1 mela verde tritata

½ tazza di noci pecan

2 tazze di rucola

1 tazza di spicchi d'arancio

1 arancia, spremuta

**Procedimento:**

Versare in una ciotola rucola, mela verde, zucca, barbabietole e noci pecan. Aggiungere gli spicchi d'arancia. Condire con il succo d'arancia. Raffreddare per consentire ai sapori di amalgamarsi.

## 22. Insalata agli spicchi d'arancia

**Ingredienti:**

1 tazza di spicchi d'arancio

1 cipolla rossa affettata

2 tazze di insalata di qualità

½ tazza di carote tagliuzzate

1 tazza di pomodori a fette

1 cucchiaio di olio d'oliva

½ cucchiaio di aceto balsamico

Sale e pepe a piacimento

**Procedimento:**

In una grande insalatiera, mescolare l'insalata, gli spicchi di arancia, le fette di cipolla, le carote tagliuzzate e i pomodori a fette. Lasciare riposare per qualche minuto. In una piccola ciotola, mescolare l'olio d'oliva e l'aceto balsamico, quindi condire l'insalata e servire preferibilmente a freddo.

## 23. Riso all'arancia

**Ingredienti:**

2 tazze di riso cotto a scelta

1 piccola cipolla tritata

1 peperoncino tritato

1 tazza di boccoli in piccoli pezzi

½ tazza di carote tagliuzzate

1 arancia, spremuta

½ cucchiaio di olio d'oliva

Un pizzico di sale e pepe

**Procedimento:**

Scaldare l'olio d'oliva in una casseruola e aggiungere le cipolle. Cuocere fino a quando le cipolle sono chiare. Aggiungere i broccoli, il pepe, le carote e cuocere finché sono teneri. Aggiungere il succo d'arancia e scaldare per 1 minuto. Regolare di sale e pepe. Aggiungere il riso alla casseruola e mescolare fino a che non si sia ben amalgamato. Tenere coperto e cuocere a fuoco basso per 5 minuti.

Servite il piatto caldo. Puoi aggiungere una proteina come pollo cotto o merluzzo, secondo il proprio gusto.

## 24. Pollo alla arancia

**Ingredienti:**

1 pollo arrostito, pulito e lavato

1 intero aglio

4 arance, spremute

1 rosmarino primavera

3 foglie di basilico

1 cucchiaio di olio d'oliva

Un pizzico di sale e pepe

**Procedimento:**

In una pentola di terracotta mettere metà del succo d'arancia. Mettere l'intero aglio, il rosmarino fresco e le foglie di basilico nella cavità del pollo. Mettere il pollo nella pentola di coccio e aggiungere sale e pepe. L'olio di oliva. Praticare dei piccoli fori nel pollo e versare l'altra metà del succo d'arancia sopra il pollo. Lasciare cuocere per sei ore, quindi servire.

## 25. Insalata di aragosta agli agrumi

**Ingredienti:**

1 tazza di polpa di aragosta. Congelata o presa da un'aragosta fresca cotta al vapore

1 tazza di fette d'arancia

1 piccola cipolla tritata

½ tazza di carote tagliuzzate

1 tazza di rucola

2 cucchiai di succo di limone

1 cucchiaino di rafano

2 cucchiai di olio di oliva

**Procedimento:**

In una grande insalatiera, mescolare la rucola, le fette di arancia, le carote tagliuzzate e le cipolle tritate. Aggiungere la polpa di aragosta in cima al mix di insalata. Condire leggermente con olio d'oliva, succo di limone e poco rafano, quindi servire.

## 26. Uova con avocado e tonno

**Ingredienti:**

3 uova sode

1 avocado

Un pizzico di sale e pepe

1 lattina di tonno sottolio

**Procedimento:**

Pulire le uova sode e tritarle. Pulire l'avocado e tagliarlo a pezzi. In una ciotola media, mescolare le uova tritate con l'avocado e aggiungere il tonno con l'olio dalla lattina. Mescolare leggermente, aggiungendo sale e pepe, quindi servire.

## 27. Toast alla francese

**Ingredienti:**

8 uova

½ tazza di latte

1 pagnotta a scelta

1 cucchiaio di olio d'oliva

½ tazza di sciroppo d'acero puro

1 cucchiaino di estratto di vaniglia

**Procedimento:**

La sera prima immergere la pagnotta nel latte e lasciarla riposare in frigorifero durante la notte. Quando siete pronti per la preparazione, mettere il pane imbevuto su una teglia. In una ciotola media, sbattere le uova con ½ tazza di latte, aggiungere l'estratto di vaniglia e l'olio d'oliva e versare il tutto sopra la pagnotta di pane per coprirla completamente.

Cuocere a 180° per 10 minuti quindi togliere dal forno. Servire caldo con sciroppo d'acero.

## 28. Torta di uova

**Ingredienti:**

8 uova

1 tazza di latte

Un pizzico sale e pepe

1 pacchetto di hash browns

1 confezione di salsiccia di tacchino, precotta

1 peperone verde tagliato a pezzetti

½ tazza di formaggio cheddar tagliato a striscioline

**Procedimento:**

In una teglia, disporre la salsiccia sul fondo, quindi distribuire gli hash brown sulla parte superiore della salsiccia.

In una ciotola media, sbattere le uova, aggiungere il latte, il sale e il pepe, i peperoni e il formaggio cheddar sminuzzato. Versare il tegame sulle patate e lasciare filtrare tra le patate. Infornare e cuocere per 10 minuti

A questo punto cuocere al forno oppure mettere in frigorifero e cuocere il giorno dopo.

## 29. Merluzzo italiano

**Ingredienti:**

4 filetti di merluzzo

2 patate bollite, sbucciate

1 tazza di fagiolini verdi al vapore

1 piccola cipolla tritata

1 peperoncino tritato

1 spicchio d'aglio (tritato)

Un pizzico di sale e pepe

2 cucchiai di olio di oliva

1 cucchiaio di aceto di vino rosso

**Procedimento:**

Rosolare il merluzzo in una padella con olio d'oliva fino a quando si sfalda. Tagliare i filetti di merluzzo in piccoli fiocchi.

Tagliare a cubetti le patate lessate e lessate in cubetti di medie dimensioni. Cuocere a vapore i fagiolini con la consistenza che preferite, quindi lasciare raffreddare. In una grande ciotola, mescolare i fagiolini, i cubetti di patate, le cipolle, i peperoni tritati e l'aglio tritato.

Aggiungere i filetti di merluzzo e condirli con olio d'oliva e aceto. Servire caldo o freddo.

## 30. Zuppa con le uova

**Ingredienti:**

2 tazze di brodo di pollo

2 uova

Parmigiano grattugiato

½ tazza di carote tagliuzzate

¼ di cucchiaino d'aglio in polvere

¼ di cucchiaino sale e pepe

**Procedimento:**

Scaldare il brodo di pollo con le carote tagliuzzate fino a quando bolle. Regolare di sale e pepe.

In una piccola ciotola, sbattere le uova e aggiungere al brodo di pollo bollito mescolando. Far bollire per 2 minuti, quindi aggiungere il parmigiano. Togliere dal fuoco e servire alla temperatura desiderata.

## 31. Pomodori ripieni all'uovo

**Ingredienti:**

6 uova sode, tritate

1 avocado tagliato a pezzettini

½ tazza di panna acida

1 cipolla tritata

½ tazza di sedano tritato

½ tazza di carote tritate

1 limone verde spremuto

4 pomodori di medie dimensioni

**Procedimento:**

In una ciotola media mescolare le uova tritate con la cipolla tritata, le carote e il sedano. Quindi aggiungere i pezzi di avocado e versare il succo di lime nella ciotola. Condire con panna acida, quindi riempire i pomodori con il ripieno e gustare. Condire con sale e pepe a piacere.

## 32. Frittata

**Ingredienti:**

8 uova

½ tazza di latte

1 piccola cipolla tritata

1 tazza di mozzarella a pezzettini

½ tazza di funghi tagliati a fettine

½ tazza di peperoncino rosso

1 patata al forno

2 cucchiai di olio di oliva

¼ tazza di parmigiano grattugiato

**Procedimento:**

In una grande ciotola mescolare le uova, aggiungere un pizzico di sale e pepe e parmigiano.

In una grande casseruola con olio d'oliva, aggiungere le cipolle e saltare. Aggiungere i funghi, le strisce di peperoncino e rosolare fino a renderla leggermente tenera. Condire con sale e pepe a piacere. Versare il composto di uova nella casseruola e mescolare delicatamente. Guarnire con i pezzetti di mozzarella. Cuocere a 180° per 5 minuti e gustare.

## 33. Il miglior toast francese

**Ingredienti:**

1 pagnotta di pane

4 uova

½ tazza di latte

Un pizzico di sale e pepe

½ cucchiaino di estratto di vaniglia

2 cucchiai di olio di oliva

½ cucchiaino di cannella

¼ di tazza di sciroppo d'acero

**Procedimento:**

Versare l'olio d'oliva su una grande padella e mettere a fuoco medio. Sbattere le uova, il latte, il sale e la vaniglia insieme in una ciotola media dal fondo piatto. Tagliare la pagnotta in fette spesse un centimetro. Immergere ogni fetta nella miscela di uova sul fondo piatto, lasciando riposare nella miscela su entrambi i lati per 2 secondi.

Quindi posizionare ogni fetta di pane immerso nella padella grande e cuocere fino a quando prendono colore su entrambi i lati e mettere da parte. Servire con sciroppo d'acero o cannella e gustare.

## 34. Merluzzo speciale

**Ingredienti:**

450gr di filetti di merluzzo

1 cucchiaio di olio d'oliva

1 limone, a fette

½ tazza di capperi

1 cipolla affettata

1 piccola lattina di olive nere a fettine

1 piccolo pomodoro a fette

Farina per rivestire i filetti

**Procedimento:**

Disporre i filetti di merluzzo impanati nella farina in una grande teglia. Mettere la cipolla affettata, le olive nere, le fette di pomodoro, i capperi sopra e attorno ai filetti di merluzzo e quindi condire con olio d'oliva.

Coprire con un foglio di alluminio e cuocere per 10 minuti a 180°. Rimuovere la pellicola e cuocere per altri 2 minuti. Servire caldo con il limone a guarnire.

## 35. Merluzzo ripieno

**Ingredienti:**

6 filetti di merluzzo

1 tazza di spinaci cotti

1 tazza di briciole di pane aromatizzate

Parmigiano grattugiato

1 uovo

1 limone, a fette

1 cucchiaio di olio d'oliva

**Procedimento:**

In una ciotola media, mescolare gli spinaci cotti con i cubetti di pane stagionato, l'uovo e il parmigiano fino ad ottenere una consistenza uniforme e consistente. Disporre un cucchiaio di miscela di spinaci al centro di ogni filetto. Avvolgere accuratamente il filetto attorno alla miscela. Mettere in una grande teglia e condire con olio d'oliva e un pizzico di sale e pepe. Cuocere per 15 minuti a

180°. Il merluzzo dovrebbe sfaldarsi quando viene toccato con una forchetta. Servire con il limone a guarnire e gustare.

## 36. Merluzzo all'arancia

**Ingredienti:**

4 filetti di merluzzo

1 arancia rossa a fette

½ cucchiaino di aglio in polvere

1 cucchiaio di olio d'oliva

Un pizzico di sale e pepe

1 limone, a fette

**Procedimento:**

Disporre i filetti di merluzzo su una teglia da forno. Aggiungere un pizzico di sale e pepe e aglio in polvere. Cospargere con olio d'oliva e infornare per 8 minuti a 180°. Togliere dal forno e condire con le fettine di arancia rossa. Completare la cottura per 2 minuti aggiuntivi fino a quando i fiocchi di merluzzo sono morbidi. Servire con il limone a guarnire e gustare.

## 37. Merluzzo al forno

**Ingredienti:**

4 filetti di merluzzo

1 cucchiaio di olio d'oliva

1 piccolo pomodoro a fette

1 limone piccolo, affettato

1 cucchiaino di peperoncino in polvere

Un pizzico di sale e pepe

**Procedimento:**

Disporre i filetti in una pirofila e coprire con fette di pomodoro, cipolla e limone.

Condire con olio d'oliva e sale, pepe e peperoncino in polvere. Cuocere scoperto per 10 minuti a 180°.

## 38. Croissant al tonno

Ingredienti

1 lattina di tonno sottolio

4 fette di mozzarella fresca

1 pomodoro a fette

4 croissant

1 cucchiaino di olio d'oliva

**Procedimento:**

Riscaldare l'olio d'oliva su una padella a fuoco basso. Affettare i croissant e posizionare la fetta inferiore sulla padella con la parte morbida rivolta verso l'alto. Disporre su ciascuna delle 4 fette di croissant una fetta di mozzarella, una fetta di pomodoro e il tonno. Quindi condire con olio d'oliva. Coprire ciascuna fetta inferiore con la fetta superiore del croissant e capovolgere tenendo entrambi i lati del sandwich. Cuocere fino a quando il formaggio si scioglie e gustare.

## 39. Uova strapazzate con peperoni speziati Turkey

**Ingredienti:**

4 uova leggermente sbattute

¼ tazza di latte

6 fette di peperoni turkey precotti

1 peperoncino tagliato a dadini

1 cipolla piccola tagliata a pezzetti

1 cucchiaio di olio d'oliva

sale e pepe

**Procedimento:**

In una piccola ciotola, sbattere le uova. Quindi scaldare l'olio d'oliva in una padella di medie dimensioni a fuoco basso. Rosolare le cipolle, il peperoncino e le fette di peperoni in tacchino finché sono teneri. Aggiungere le uova e il latte e mescolare nella padella fino a uniformare. Cuocere fino a quando le uova strapazzate sono tenere secondo il vostro gusto.

## 40. Insalata di patate e merluzzo

**Ingredienti:**

4 filetti di merluzzo a cubetti

2 patate al forno, a cubetti

1 cipolla piccola affettata

1 tazza di peperoni misti a fette

1 cucchiaio di olio d'oliva

1 tazza di sedano, lavato e tritato

Un pizzico di sale e pepe

**Procedimento:**

Soffriggere cipolla e peperoni in olio d'oliva fino a quando le cipolle diventano trasparenti. Regolare di sale e pepe. Miscelare bene. Aggiungere i cubetti di merluzzo e cuocere fino a quando filetti sono morbidi e si sfaldano con la forchetta.

In una grande insalatiera, unire i cubetti di patate al forno, il sedano tritato con i cubetti di merluzzo cotti e servire caldi o freddi secondo il gusto.

## 41. Merluzzo in pastella all'uovo

**Ingredienti:**

2 uova

¼ di tazza di farina di mais

1 cucchiaio di spezie italiane

4 filetti di merluzzo

1 cucchiaio di olio d'oliva

1 limone in spicchi

**Procedimento:**

In una ciotola media, sbattere le uova e aggiungere la farina di mais e le spezie italiane. Miscelare bene. La miscela sarà densa ma liquida.
Rivestire i filetti di merluzzo con la miscela di uova.
Scaldare l'olio d'oliva in una padella grande e aggiungere i filetti di merluzzo impanati. Cuocere a fuoco medio fino a quando la miscela di uova sui filetti di merluzzo prende un colore marrone chiaro. Servire con spicchi di limone e gustare

## ALTRI TITOLI DELLO STESSO AUTORE

70 ricette efficaci per prevenire e risolvere il sovrappeso: bruciare il grasso velocemente usando una dieta adeguata e nutrendosi in maniera intelligente
Di
Joe Correa CSN


48 Ricette per risolvere l'acne: il percorso veloce e naturale per risolvere i problemi di acne in meno di 10 giorni!
Di
Joe Correa CSN


41 ricette per prevenire l'Alzheimer: ridurre o eliminare l'Alzheimer in 30 giorni o meno!
Di
Joe Correa CSN


70 ricette efficaci contro il cancro al seno: prevenire e combattere il cancro al seno con un'alimentazione intelligente e alimenti efficaci
Di
Joe Correa CSN